Dieta Dash

La Mejor Guía Para Perder Peso Y Presión Arterial Alta

RECETAS PARA ADELGAZAR

Adriana Marin

TERMINOS Y CONDICIONES

TABLE OF CONTENTS

Capítulo 1

Se vuoi seguire la Dieta Acida Alcalina, dovresti concentrarti sulle tue abitudini alimentari. La dieta Alcalina ha molti benefici e il Libro Di Ricette Per La Dieta Alcalina ti aiuterà a prendere il controllo del tuo livello di pH nel tuo organismo. In questo libro troverai ricette deliziose. Le ricette sono date con istruzioni complete e il tuo lavoro sarà semplice. Questo libro contiene 25 ricette buonissime con immagini e istruzioni semplici. Puoi provare qualsiasi ricetta senza alcun problema e ottenere i risultati desiderati. Puoi ridurre il peso, le possibilità di avere il cancro e diminuirai le possibilità di avere numerosi problemi di salute. Questo libro può essere una guida veloce per te, quindi scaricalo e segui le sue ricette. Devi usare ingredienti freschi per poter trarre il massimo beneficio dalle ricette di questo libro.

Ogni ricetta è cautelativamente ideata per migliorare la tua salute e proteggere il tuo organismo dagli elementi tossici. Questo libro offre:

Ricette per Colazioni Alcaline
Ricette per Pranzi Alcalini
Ricette per Cene Alcaline
Snack Alcalini per il Tè del Pomeriggio
Ricette per Dolci Alcalini

Adorables panqués de plátano con avena

Lo que se necesita:

- 1 tazas de avena tradicional
- 1/4 – 1/2 de taza de azúcar morena
- 2-3 plátanos grandes, triturados
- 1/2 - 1 taza de harina integral
- 1 cditas de bicarbonatede sodio
- 2 cdas de semillas de linaza
- 1/4 tazas de puré de manzana sin endulzantes
- 2 cdita de extracto de vainilla
- 1 taza llena de yogurt griego 0% grasas

Modo de preparación:

1. Reunir todos los ingredientes, eso hará todo más fácil.
2. Precalentar el horno a 160°.
3. Ahora, tome una bandeja de panecillos y colocar capacillas en cada espacio.
4. El siguiente paso es el más

importante ¡Atención! :-)

5. Mezclar la harina, bicarbonato, avena y Mix the flour, soda, oats and flaxseed in a bowl.
6. Poner el plátano, yogurt, puré de manzana, azúcar y vainilla en un plato hondo.
7. Juntar ambas mezclas.
8. Solo nos queda hacer una cosa.
9. Asegúrese de no mezclar por encima, y la masa debe permanecer algo grumosa.
10. Hornear durante 25 – 30 minutos hasta que los panqués se doren y se vuelvan firmes.
11. ¡Terminamos! !A comer!

Tartine con queso crema y fresas

Ingredientes:
- 1/2 -1 rebanada de pan de grano integral
- 2 cditas de queso crema sin grasa
- 1 - 2 fresas cortadas en rebanadas y quitar las hojas verdes
- 1 - 2 cditas de miel

Modo de preparación:
1. Primero que nada, reunir todos los ingredientes para tenerlos listos, así la receta será más sencilla.
2. Tostar el pan.
3. Falta una cosa para terminar la receta.
4. Colocar el queso crema y las fresas.
5. Ponerarribamiel natural.
6. ¡Excelente! Hemos terminado nuestra receta. ¡A comer!

Champiñones Portobello Marinados con Provolone

Ingredientes:
- 1/4 taza de queso provolone rallado
- 2 champiñonesportobello
- 1/2 -1 cdita de romeroseco
- 2 cdita de ajo picado
- 1/2 taza de vinagrebalsámico
- 2 cdas de azúcar morena

Modo de preparación:
1. Primero hay que reunir todos los ingredientes, tenerlos al alcance facilitará la receta.
2. Precalentar el horno.
3. Ahora colocar la rejilla a 10 cm de la fuente de calor.
4. Poner una capa delgada de aceite de cocina en aerosol sobre un refractario de vidirio.
5. Ahora vamos a realizar el paso más importante.
6. Poner los champiñones hacia

arriba en un plato, no debe de tener tallo.

7. Ahora, en un tazón chico o mediano, juntar el azúcar, vinagre, romero y ajo.

8. Vaciar esa mezcla sobre los champiñones.

9. Dejarlosmarinardurante 10 minutos.

10. Asar los champiñones hasta que se suavicen, solo voltear una sola vez cada uno. Son 6 minutosporcadalado (aproximadamente).

11. Ya casi terminamos la rectea, solo nos queda hacer un paso.

12. Poner queso rallado sobre cada champiñón y continúe asándolos hasta que el queso se gratine.

13. Servir en platos individuales.

14. ¡Muy bien! Ya terminamos nuestra receta. ¡A disfrutar!

Porciones: 2

Famosa Piña Asada

Ingredientes:

- 1 cdita de canela molida
- 1/2 cdas de cascara de limón rallada
- 1 1/2 cdas de jugo de limón
- 1/2-1 cdas de aceite de oliva
- 1/2 piña madura firme
- 2 - 3 cdas de miel

Modo de preparación:

1. Lo primero que necesitamos hacer es reunir todos los ingredientes, eso facilitará realizar la receta.
2. Pelar la piña y cortar en pedacitos.
3. Ahora podemos seguir al paso más importante.
4. En un tazón, juntar todos los ingredientes que faltan y precalentar la parrilla.
5. Ya casi terminamos nuestra receta.
6. Con un pincel cubra la piña con la combinación que preparamos y ponga la piña a asar durante cuatro

minutos por cada lado.

7. Servir mientras antes de enfriar.
8. ¡Perfecto! Ya terminamos nuestra receta, ¡A comer!

Porciones: 7
Tiempo estimado: 12 minutos

Majestuosos Medallones de Cerdo

Ingredientes:
- 1/2 taza de vino blanco seco
- Sal y pimiento al gusto
- 2 cdtas de hierbas de provenza
- 100 gr de lomo de cerdo

Modo de preparación:
1. Nuestro primer paso, es reunir los ingredientes para terminar la receta más rápido.
2. Sazone el lomo de cerdo con sal y pimienta.
3. Este es el paso más crucial de la receta. Atención :-)
4. Poner el lomo entre 2 piezas de papel pergamino y golpearlo con un mazo.
5. Necesita que la carne sea 1 cm de gruesa.
6. En un sartén antiadherente, cocinar el puerco a fuego medio durante 6 minutos por lado.
7. Quitar del fuego y esparcir sobre él

hierbas de provenza.

8. Mover el puerco a un plato, no dejar que se enfríe.

9. Ya tenemos casi todo listo, solo nos queda un paso más.

10. Poner el sartén de nuevo en el fuego, poner el vino y cocinar.Mover constantemente y raspar hasta el fondo del sartén.

11. Cocinar hasta que se reduzca un poco la mezcla y después, servir arriba del lomo de cerdo. Ahora puede servir después de marinar.

12. Huela el delicioso aroma.

Porciones: 4 to 5
Tiempoestimado: 10 minutes

Sensación Frutal

Ingredientes
- 1/2 taza de hielo
- 220 - 230ml de jugo de arándano
- 4 cdas de jugo de limón
- 1 1/2 taza de piña rebanada
- 2 tazas de fruta cítrica sin cáscara

Modo de preparación:
1. Tenga juntos todos los ingredientes para facilitar la receta.
2. Poner todos los ingredientes en la licuadora.
3. Yacasiterminamos.
4. Batir todo hasta que tenga una consistencia suave y uniforme.
5. Sirva.
6. ¡Terminamos! Ahora a disfrutar…

Porciones: 4 - 5
Tiempoestimado: 6 minutos

Místico Desayuno de Avena con Plátano y Miel

Qué necesitas:

- 2 plátanos
- ½ a 1 cucharadita de miel
- 1/2 a 1 taza de avenade preparación rápida
- 2 cucharaditas de semillas de girasolsin sal
- 1/2 – 1 taza de agua

Método de preparación:

1. Reunir los ingredientes en un lugar.
2. Cortar el plátano en rebanadas y dejar aparte.
3. Verter el agua en un bol resistente al calor y agregar la avena.
4. Poner el bol en el Microondas

por unos 8 minutos, aproximadamente, en el nivel Alto.
5. Ahora podemos seguir con el paso más importante.
6. Dejar durante otros 4 minutos y revolver de vez en cuando.
7. Sacar del Microondas y agregar el plátano cortado.
8. Ya está casi listo, solo falta el siguiente paso.
9. Por último, poner la miel y las semillas de girasol en la parte superior.
10. Servir y
11. Disfrutar!!

Frittata de Lujo de Tocino de Pavo y Verduras

Ingredientes:

- Pimienta a gusto
- 1/2 onzatocino de pavo magro
- 2 huevos grandes
- 1/4 taza de pimientos rojos dulces
- 1/4 a 1taza de apio
- 1/2 cucharadita de perejil

Instrucciones:

1 Primero que todo reunir todos los ingredientes en un lugar.
2 Usando una sartén caliente, derretir la grasa del tocino de pavo.
3 No es necesario agregar aceite en este momento, ya que se puede usar la grasa del tocino para la frittata.
4 Ahora podemos proceder con el siguiente paso más importante.
5 Quebrar un huevo grande y agregar todos los vegetales.

6 Sacar el tocino de pavo, dejando el aceite en la sarténpara cocinar la mezcla de huevos y verduras.

7 Esperar que la mezcla se asiente antes de devolver el tocino de pavo ala sartén.

8 Aún queda algo por hacer.

9 Cocinar en el horno por el resto del tiempo.

10 Espolvorear perejil justo antes de servir.

11 Disfrutar el aroma y degustar.

Porciones: 2

Tiempo: 18 minutos

Quiches Supremas de Champiñones y Salchichas de Pavo

Qué necesitas:

- 1/2 cucharadita de pimienta recién molida
- 1/4 a 1/2 taza de queso Suizo rallado
- 1 taza de uno% leche
- 7 a 8 o de champiñones cortados
- 5 huevos
- 1/4 taza de cebollines cortados
- 2 cucharaditas de aceite de oliva extra-virgen
- 8 onzasde salchichas de pavo de desayuno bajas en sodio, cortadas en pequeños trozos
- 3 claras de huevo

El método de preparación

1. Primero que todo juntar todos los ingredientes en un lugar.
2. Precalentar el horno a 300 °F de temperatura.

3. Ahora podemos seguir con el paso más importante.

4. Bueno, ahora prepara una bandeja para muffins cubierta con aerosol para cocinar.

5. En una sartén anti-adherente caliente voltear las salchichas y cocinarlas por unos 8 minutos aproximadamente.

6. Sacar las salchichas cocidas a un bol y dejar enfriar por algunos minutos.

7. Ahora poner el aceite en una olla anti-adherente, dar vuelta los champiñones y cocer por 8 minutos.

8. Sacar los champiñones cocidos y dejar aparte con las salchichas.

9. Dejar enfriar por algunos minutos.

10. Mezclar los cebollines, la pimienta y el queso rallado.

11. En un bol diferente, batir

los huevos junto con las claras de huevo.

12.   Verter la leche sobre la mezcla de huevos y revolver otra vez.

13.   Poner la mezcla de huevo en cada pocillo de muffin hasta aproximadamente ½ a ¼ de lleno.

14.   Esparciraproximadamente una cucharada de la mezcla de salchichas en cada pocillo de la bandeja para muffins.

15.   Aún queda algo por hacer.

16.   Hornear durante unos 35 a 45 minutos hasta que la parte superior se vea ligeramente dorada.

17.   Sacar de la bandeja y permitir que se enfrien por algunos minutos.

18.   ¡Ya puedes disfrutarlas!

Paletas Heladas de Fantasía

Ingredientes:
- Moldes de silicona para hacer paletas heladas
- 2 tazas de puré de manzana
- Palitos para helados
- ½ taza de sandía cortada en cubitos
- ½ - 1 taza de arándanos frescos
- 1 ½ taza de fresas cortadas

Instrucciones:
1. Juntar todos los ingredientes en un solo lugar.
2. Juntar las frutas y repartirlas entre los moldes de silicona.
3. Ahora podemos proceder al paso más importante.
4. Ahoravierta encima 1/3 de taza de jugo.
5. Poner los moldes de silicona en el congelador durante una hora.
6. Casi listo excepto por el próximo paso.

7. Inserte los palitos en el medio
de cada molde para helado y
congelar hasta que esté sólido.

8. Servir después.

9. ¡Disfrútalas!

Porciones: 4 - 5

Tiempo: 10 minutos

Alegres Panqueques de Calabaza

Qué necesitas:
- 2 tazas de harina de almendras o de trigo integral
- 2 cucharadas de aceite de linaza o canola
- ½ a 1 cucharadita de especias de pastel de calabaza
- ½ a 1cucharada de polvos para hornear
- 1 – 2 huevos pequeños
- 1 cucharada de azúcar de coco o Stevia
- ¼ a 1taza de puré de calabaza fresco o enlatado
- 1/2 cucharadita de sal
- 3/4 taza de leche sin grasa

Instrucciones:
1. Juntar todos lo ingredientes en un lugar.
2. Batir los huevos en un bol hasta hacer una mezcla espumosa, entonces agregar la leche, el

aceite y revolver.

3. Ahora podemos proceder con el siguiente paso más importante.

4. Agregar lentamente el polvo de hornear, el azúcar o Stevia, la sal, la harina y las especias. No mezclar demasiado.

5. Aún queda algo por hacer.

6. Poner una sartén anti-adherente a fuego medio o alto, entonces con un cucharón verter un poco de la masa en él.

7. Cocinar tres minutos por lado o hasta que esté firme, entonces transferir a un plato. Luego repetir hasta utilizar la mayor parte de la masa. Servir caliente.

8. Disfruta el aroma y cómelos.

Porciones: 2

Un Batido Especial

Ingredientes

- 3/4 taza de piña fresca cortada en cubitos
- ½ taza de sandía, cortada en cubitos
- 3/4 taza de fresas limpias
- 1y media taza de agua
- 2 cucharadas de miel

Instrucciones:

1 Primero que todo reunir todos los ingredientes en un solo lugar.
2 Poner en una licuadora todos los ingredientes.
3 Aún queda algo por hacer.
4 Batir hasta que lograr unabebida suave.
5 Ya puedes servirlo.
6 Disfruta el aroma y bébelo.

Porciones: 4

Tiempo: 5 minutos

Desayuno gigante de tres capas

Lo que necesitas:
- 5 a 6 libras de pan integral cortado en cuadros de 1 pulgada
- 2 huevos grandes
- 1/2 taza de cebolleta rebanada
- 4 a 5 onzas de pavo bajo en sodio o salchicha de desayuno de pollo
- 1/2 cucharadita de pimentón
- 1 tazas de champiñones rebanados
- 2 a 3 tazas de leche sin grasa
- Una pizca de pimienta negra
- 1 a 2 tazas de queso cheddar reducido en grasa rallado
- 10 onzas de sustituto de huevo
- 1 papa mediana cortada en rebanadas de 1/4 o 1/2 pulgada

Pasos:
1. Reunir todos los ingredientes.
2. Ahora, podemos precalentar en

horno a una temperatura de entre 400 a 420 grados Farenheit.

3. Colocar los cuadros de pan en una bandeja para hornear.

4. Hornear entre 8 a 10 minutos aproximadamente, hasta que los cubos estén ligeramente tostados.

5. Ahora podemos seguir con el paso más importante.

6. A continuación, colocar las salchichas en un sartén y cocinar de 10 a 15 minutos o hasta que estén ligeramente doradas.

7. Combinar el queso, la leche, los huevos, el sustituto de huevo y las especias en otro bol y batir con una cuchara o un cubierto similar.

8. Mezclar los cuadros de pan, la papa, las salchichas, los champiñones y la cebolleta e

incorporar bien.

9. Colocar la mezcla en una charola para hornear.

10. Cubrir con una tapa y refrigerar 8 horas.

11. Posteriormente, precalentar el horno a 300 o 310 grados Fahrenheit.

12. Al final, sólo falta hacer una cosa.

13. Retirar la taba y hornear a 350 grados Farenheit.

14. Ahora, cortar en pedazos.

15. En este momento, puedes saborear el aroma y servir.

Rápida ensalada para el desayuno con fruta y cereales

Ingredientes:
- 1 a 2 manzanas Granny Smith
- 2 a 3 tazas de agua
- 1/2 a 1 encantadora manzana roja
- 1 a 2 naranjas
- 3/4 a 1 taza de arroz integral de rápida cocción
- 1 tazas de pasas
- 1 envase de yogur de vainilla bajo en grasas
- 3/4 taza de bulgur
- 1/2 cucharadita de sal

Instrucciones:
1. Reunir todos los ingredientes.
2. En una olla mediana o grande, calentar a fuego medio o alto el agua y la sal hasta que hierva.
3. Añadir el arroz y el bulgur, bajar la temperatura del fuego a bajo, cubrir y cocinar durante

10 minutos.
4. Ahora podemos proceder con el paso más importante.
5. Retirar del calor y dejarlo a un lado, cubrirlo durante dos o tres minutos.
6. Extender los granos calientes en una bandeja para hornear para que se enfríen.
7. Justo antes de servir, preparar la fruta.
8. Descarozar y picar las manzanas. Pelar la naranja y cortar los gajos.
9. Al final, sólo falta hacer una cosa.
10. Colocar los granos ya fríos en un bol mediano para mezclar con la fruta previamente cortada.
11. Verter el yogur sobre los granos y la fruta hasta que todo esté cubierto.
12. Apreciar el aroma y servir.

Porciones: De 4 a 5

Panqueques épicos sabor a nuez

Ingredientes
- 1/2 a 1 taza de harina de trigo integral
- 2 a 3 cucharaditas de polvo para hornear
- 3/4 a 1 cucharadita de vainilla
- 1/4 a 1 cucharadita de sal
- 2 a 3 claras de huevo de tamaño grande
- 1/4 a 1/2 cucharadita de canela
- 1/ a 1 plátano largo hecho puré
- 2 1/2 cucharadas de nuez molida
- 1 1/2 cucharaditas de aceite
- 1/2 taza de leche

Pasos
1 Reunir todos los ingredientes.

2 Colocar todos los ingredientes secos en un bol.

3 Ahora podemos proceder con el paso más importante.

4 A continuación, verter la leche en

un bol diferente.

5 Aparte, separar los huevos y mezclar las claras con la leche.

6 Después, añadir la vainilla, el plátano hecho puré y el aceinte. Mezclar bien asegurándose de no excederse.

7 Calenat una sartén a temperatura media.

8 Rociar un poco de aceite para cocinar en spray.

9 Para comenzar con los panqueques, verter cerca de 1/2 - 1/4 de la mezcla en la sartén.

10 Una vez que el panqueque esté firme y ligeramente color café de un lado, darle la vuelta.

11 Retirar el panqueque cocinado de la sartén.

12 Sólo falta hacer una cosa.

13 Cocinar los panquques hasta que la mezcla se haya terminado.

14 Servir tibios.

15 Apreciar el aroma y servir.

Icónico coctel

Ingredientes:

- Agua con gas para completar
- 8 fresas frescas
- 5 onzas de fresas congeladas
- 2 tazas de jugo de naranja
- 14 onzas de piña enlatada machucada con el almíbar

Pasos

1. Reunir todos los ingredientes.
2. En una procesadora de alimentos colocar todos los ingredientes.
3. Ahora podemos proceder con el paso más importante.
4. Procesar hasta que se haga una mezcla homogénea.
5. Sólo falta hacer una cosa.
6. Verter en los vasos y cubrir con agua gasificada.
7. Servir inmediatamente.
8. ¡Felicidades, disfruta esta deliciosa receta!

Porciones: De 6 a 7
Tiempo de preparación: 5 minutos

Gigante salmón asado

Ingredientes
- 2 cucharadas de cebolleta picada
- 4 piezas de salmón (de 4 onzas) con piel
- 4 cucharaditas de aceite de oliva
- 1 a 2 cucharadas de hojas frescas de estragón

Método de preparación
1. Reunir todos los ingredientes.
2. Precalentar el horno a 400 grados Fahrenheit y cubrir una charola para hornear con papel aluminio.
3. Ahora podemos proceder con el paso más importante.
4. Frotar ambos lados del salmón con aceite de oliva.
5. Sólo falta hacer una cosa.
6. Colocar el salmón en la charola para hornear con la piel hacia abajo y hornear durante 10 o 15

minutos o hasta que la piel se pueda quitar con facilidad.

7. Quitar el salmón de la charola para hornear y acomodar en un plato.
8. Deshacerse de la piel y cubrir con la cebolleta y el estragón.
9. Apreciar el aroma y servir.

Porciones: De 3

Tiempo de preparación: De 15 minutos

Sundae extraordinario de uvas para el desayuno

Lo que necesitas:
- 1/2 taza de queso cottage fresco
- 1/2 taza de uvas partidas por la mitad
- 3/4 de taza de granola baja en grasa
- 7 - 8 onzas de yogur griego sin grasa
- 2 cucharadas de frambuesas

Pasos
1. Reunir todos los ingredientes.
2. En una procesadora de alimentos, triturar las frambuesas con el yogur griego.
3. Ahora podemos seguir con el paso más importante.
4. Pasar la mezcla a un bol y añadir el queso cottage.
5. Al final, sólo falta hacer una cosa.
6. Colocar en dos o tres bols y

cubrir con granola y uvas.

7. Después, servir.
8. En este momento, puedes saborear el aroma y servir.

Porciones: De 2 a 3

Tiempo de preparación: De 7 a 10 minutos

Muffins de fantasía de fresa y nuez

Ingredientes

- 1/2 taza de harina integral
- 1 1/2 a 2 tazas de fresas cortadas en tiras
- Media cucharadita de bicarbonato
- 1 1/2 a 2 cucharadas de nuez picada
- 2 cucharadas de puré de manzana sin azúcar
- 3/4 taza de jugo de naranja
- 2 cucharadas de aceite de canola
- 2 cucharaditas de ralladura de naranja
- 2 cucharaditas de polvo para hornear
- 1/2 taza de azúcar
- 2 tazas de harina sin levadura
- 1 claras de huevo

Método de preparación

1. Reunir todos los ingredientes.
2. Precalentar el horno a 300

grados Fahrenheit y cubrir 10 refractarios para muffins con papel especial para muffins.

3. Ahora podemos seguis con el siguiente paso más importante.

4. En un bol grande, mezclar las harinas, el bicarbonato, el polvo para hornear y el azúcar.

5. En un bol aparte, mezclar las claras de huevo, el aceite de canola, la ralladura de naranja, el puré de manzana y el jugo de naranja.

6. Combinar con la mezcla de harina y mezclar hasta que se incorporen todos los ingredientes.

7. Añadir las fresas y verter la mezcla en los refractarios para muffins.

8. Sólo falta hacer una cosa.

9. Colocar la nuez picada sobre la mezcla de muffins y hornear de 25 a 30 minutos.

10. Sacar del horno y dejar que se enfríen entre 6 y 7 minutos.

11. Desmoldarlos y servir.

12. Ahora, aprecia el aroma y sirve.

Porciones: De 10 muffins

Tiempo de preparación: De 40 a 45 minutos

Divertida Tortilla de Champiñones a la Mantequilla

Lo que necesita:
- 2 a 3 cucharaditas de perejil fresco, picado
- 2 cucharaditas de tomillo deshidratado
- 3 huevos
- 1 a 2 cucharadas de leche ó Half and half desnatado
- 3 a 4 claras de huevos grandes
- ½ lb (225 g) de champiñones, cortados fino
- 1 taza de queso parmesano fresco, rallado
- ½ a 1 cucharada de mantequilla sin sal
- Pimienta negra a gusto
- 4 cebollas echallotes, picadas finas

El Método de preparación:
1. Junte todos los ingredientes en un solo lugar.

2. Precaliente el horno a 330°F (160°C).
3. Ponga mantequilla en un sartén apto para horno y caliente bien.
4. Agregue las echallotes y caliente por 5 minutos aproximadamente.
5. Ahora podemos proceder al siguiente paso importante.
6. Mezcle los champiñones con tomillo, perejil y pimienta.
7. Bata los huevos con las claras y el queso parmesano.
8. Agregue la leche e incorpore bien.
9. Añada la mezcla de huevos sobre la mezcla de champiñones.
10. Cocine por 4 minutos hasta que la mezcla se empiece a cocinar y coloque la sartén en el horno.
11. Mantenga en el horno por 10 minutos o hasta que la

mezcla este cocida completamente.

12. Solo queda una cosa por hacer.

13. Ahora corte en gajos o en tiras según su necesidad.

14. Sirva inmediatamente

15. ¡Adelante, a comerlo!

Batido Fantasía Verde de Energía Matutina

Lo que necesita:
- ¼ taza de avena entera
- 1 plátanos medianos
- ¾ taza de mango congelado
- 1 taza de hojas de espinaca
- ½ taza de leche desnatada.
- 1 taza de yogurt sin sabor, desnatado
- 2 cucharaditas de vainilla

Preparación
1. Junte todos los ingredientes en un lugar.
2. En la licuadora mezcle la leche, yogurt y avena por 23 a 25 segundos en velocidad alta.
3. Una cosa falta por hacer ahora.
4. Agregar espinaca, mango, vainilla y plátano.
5. Mezcle hasta que quede suave
6. Disfrute el aroma y sirva.

Porciones: 1 a 2
Información Nutricional por Porción:
70,30 g de carbohidratos
15,42 g de proteínas
340,22 calorías
3,18 g de grasa
6,18 g de fibra
310,38 mg de sodio
373,28 mg de calcio
632,25 mg de potasio
35,22 mg de magnesio.

Única Avena Reposada

Lo que necesita:
- 4 tazas de leche desnatada
- ¼ cucharadita de melaza.
- 4 tazas de agua.
- ¾ cucharadita de canela (ó condimento para pie de calabaza)
- ⅓ taza de pasas
- 3 tazas de avena entera.
- 1/3 a 1 taza de cerezas deshidratadas
- ⅓ a 1 taza de albaricoques deshidratados, trozados

El método de preparación
1. Junte todos los ingredientes en un lugar.
2. Coloque todos los ingredientes en un bowl
3. Ahora podemos avanzar a los pasos más importantes.
4. Revuelva bien y transfiera la mezcla a una olla eléctrica.

5. Solo una cosa queda por hacer ahora.

6. Ahora por favor cubra con la tapa y cocine en baja temperatura por aproximadamente 8 horas.

7. Sirva en pequeños bowl y deléitese.

8. Disfrute el aroma y sirva.

Asombrosa Sopa de Repollo Rizado y Judías Blancos con Sorpresa

Lo que necesita

- ½ a 1 cucharadita de salsa picante
- 15 a 16 oz (425 a 450 g) de tomates enlatados en cubos, sin sal
- 29 oz (800 a 850 g) de judías blancos enlatados, enjuagados y colados.
- ½ taza de sorgo de grano entero, crudo
- 2 a 3½ dientes de ajo, molidos
- 6 tazas de caldo de pollo, bajo en sodio
- 11 a 13 oz (300 a 350 g) de repollo rizado, sin tallos y trozado pequeño.
- ½ cucharada de aceite de oliva
- ½ cebolla, cortada en pluma.

El Método de Preparación

1. Junte todos los ingredientes en

un lugar.

2. En una cacerola coloque 3 tazas de caldo de pollo a hervir. Agregue el sorgo y reduzca la temperatura. Deje hervir suavemente 20 a 25 minutos.

3. Ahora podemos seguir con los pasos más importantes.

4. Mientras en otra cacerola caliente aceite. Ahora debe agregar el ajo y la cebolla. Cocine a fuego medio por 10 minutos, o hasta que estén suaves.

5. Agregue el repollo rizado y la salsa picante. Cocine hasta que el repollo este blando.

6. Moler media taza de judías blancos con un tenedor en un bowl. Agregue los tomates, judías molidos, los judías blancos restantes, el caldo restante y el sorgo a la mezcla de repollo rizado.

7. Solo falta hacer una cosa.

8. Lleve a hervor a fuego medio. Reduzca a fuego bajo y deje hervir por 20 minutos.

9. Ahora por favor sirva mientras está caliente.

10. Disfrute el aroma y sirva.

Porciones: 2 a 3
Tiempo: 60 a 65 minutos

Legendarios Waffles de Hojuelas de Maíz

Ingredientes

- 2 tazas de agua
- ½ a 1 cucharada de azúcar
- 1½ cucharadas de polvos de hornear
- ½ taza de hojuelas de maíz
- ¾ taza de suero de leche semidesnatado
- 1 tazas de harina multiuso
- 1 huevos, batidos
- ½ cucharadita de bicarbonato de sodio
- 5 ¾ cucharadas de mantequilla fría sin sal, en cubos

El método de preparación

1. Junte todos los ingredientes en un lugar.
2. Ahora por favor ponga el agua a hervir a fuego medio-alto en una cacerola.
3. Ahora podemos seguir con los

pasos más importantes.

4. Mezcle las hojuelas de maíz y llévelas a hervor. Reduzca la temperatura y cocine 10 a 12 minutos revolviendo constante.

5. Agregue la mantequilla y una vez integrada, añada el suero de leche.

6. Aparte, mezcle harina junto con el polvo de hornear y el bicarbonato de sodio. Agregue azúcar.

7. Incorpore la mezcla de harina a las hojuelas de maíz.

8. Precaliente la plancha de waffles y extienda 1/3 de taza del batido para waffles.

9. Una cosa queda por hacer

10. Por favor cocine según las instrucciones del fabricante.

11. Sirva mientras está caliente.

12. Disfrute el aroma y sirva.

Porciones: 3
Tiempo: 15 minutos.

Icónico Batido Verde Místico

Lo que necesita:
- Aproximadamente 1¾ a 3 tazas de hojas de espinaca fresca.
- 4 a 5½ cucharadas de jugo de limón
- ½ a 1 taza de agua fría
- ¾ a 1 cucharada de menta fresca picada
- ½ taza de fresas
- ½ taza de arándanos, frescos
- ½ plátano

El método de preparación
1. Junte todos los ingredientes en un lugar.
2. En una licuadora combine todos los ingredientes.
3. Una cosa falta por hacer ahora
4. Procese hasta que la mezcla quede suave y homogénea.
5. Después sirva
6. ¡¡Adelante, a comerlo!!

Porciones: 3
Tiempo: 5 minutos